# RAPPORT

SUR

# L'HYDROTHÉRAPIE,

ADRESSÉ

A MONSIEUR LE MARÉCHAL MINISTRE DE LA GUERRE,

APRÈS UN VOYAGE FAIT EN ALLEMAGNE,

PAR LE D^r H. SCOUTETTEN,

Chirurgien en chef, premier professeur à l'hôpital militaire d'instruction de Strasbourg, Chevalier de la Légion d'honneur, Membre correspondant de l'Académie royale de médecine de Paris, de l'Académie royale de Metz, de l'Académie des sciences, inscriptions et belles-lettres de Toulouse, etc.

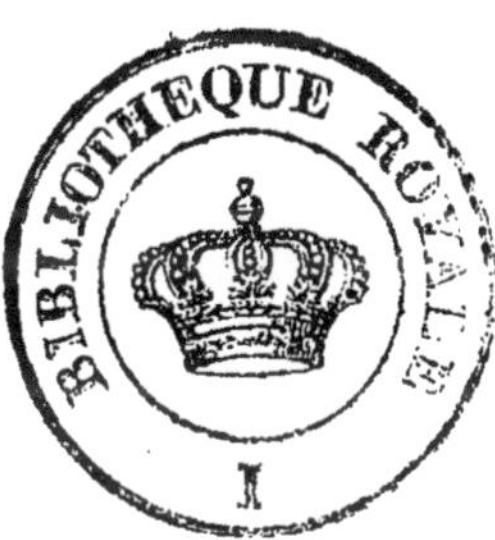


STRASBOURG,

Chez V.e LEVRAULT, rue des Juifs, 33.

1843.

STRASBOURG, de l'imprimerie de V.^e Berger-Levrault.

Il m'a toujours semblé sage et prudent de ne pas rejeter sans examen les faits qui se produisent lors même qu'ils semblent blesser nos croyances et échapper aux lois scientifiques de l'époque. Ce précepte, presque banal, tant il a été répété, est cependant d'une application rare et difficile. Les savants ne veulent pas abandonner leurs idées, car elles servent de piédestal à leur réputation et quelquefois à leur fortune. Les insouciants se contentent du passé et ne se fatiguent pas à courir après des vérités nouvelles; viennent ensuite les ignorants et les hommes intéressés au maintien de l'erreur. Cette armée tient ses rangs serrés, et il faut du courage et de la persévérance à qui ose se heurter contre elle avec le désir de l'entamer.

Il y a de plus en médecine un obstacle inhérent à notre organisation, c'est le besoin de l'extraordinaire, du merveilleux. On se persuade avec peine que des choses simples puissent être utiles; on aime l'inconnu; l'homme est ainsi fait qu'il est toujours prêt à adorer ce qu'il ne comprend pas.

Malgré tous ces obstacles, la vérité finit par se faire jour, quand on se décide à braver les préjugés et à supporter les inconvénients et quelquefois les dangers d'une position nouvelle. Voyez ce qui se passait à la fin du dernier siècle: les savants refusaient de croire à l'existence d'un phénomène, aujourd'hui bien constaté, et qui les occupe tous les jours, à la chute des bolides; ils traitaient ce fait d'erreur grossière, indigne de leur examen. En 1794, un physicien allemand, Chladni, osa se ranger ouvertement du côté de ce qu'on nommait la superstition populaire, et il tenta de démontrer, par des raisons scientifiques, que cette superstition, comme tant d'autres, n'était pas sans fondement réel. De nos jours, quelques hommes distingués commencent à comprendre qu'il ne faut mépriser aucun enseignement, lors même qu'il nous vient de l'empirisme le plus absolu. Lorsque Bakewell, simple fermier, entreprit de créer en Angleterre des races d'animaux domestiques qui n'eussent pas d'égales au monde, on en plaisanta et on ne se doutait guère que la science des Liebig et des Dumas viendrait un jour confirmer l'expérience d'un paysan sans arriver cependant à en dépasser les résultats.

Je me trouvais sous l'empire d'idées de cette nature lorsque j'entendis parler, pour la première fois, des succès obtenus en Allemagne par l'hydrothérapie : quelques malades, guéris par ce traitement, me les confirmèrent. Je résolus d'aller voir ce qu'il y avait de réel dans ce qu'on annonçait. Il me sembla bien un instant qu'il y avait quelque chose d'humiliant pour un docteur, et surtout pour un homme placé dans ma position, d'aller m'incliner devant un paysan de la Silésie, afin d'apprendre à guérir des maladies incurables par les traitements adoptés par la science : cette orgueilleuse pensée fut promptement repoussée par le cri de ma conscience, et j'écrivis, le 26 juillet 1842, à Monsieur le Ministre de la guerre pour lui communiquer mes idées et mon désir.

Monsieur le Maréchal m'accorda l'autorisation que je lui demandais, et il eut la bienveillance de faire connaître sa décision aux Ministres des affaires étrangères et de l'intérieur, afin qu'ils me prêtassent leur appui et que j'obtinsse au besoin aide et protection près des ambassadeurs et agents diplomatiques représentant la France à l'étranger.

En conséquence de cette démarche du Ministre de la guerre, je reçus un avis particulier du Ministre de l'intérieur, le 17 septembre 1842, et un autre, le 18 du même mois, du Ministre des affaires étrangères.

Mes dispositions de départ furent promptement faites; je quittai la France le 20 septembre.

Ce travail est le résultat de mes observations en Allemagne; il fut adressé au Ministre peu de temps après mon retour. On ne doit pas s'attendre à y trouver un exposé didactique de l'hydrothérapie; cela ne devait pas être mon but : il ne s'agissait point de faire un traité scientifique, mais bien de présenter la situation du pays, que je venais de parcourir, sous le rapport de l'influence exercée par une méthode particulière de traitement, et de chercher à découvrir ce qu'elle a d'applicable et d'utile dans un nombre déterminé de maladies.

Un travail plus sérieux, plus complet, doit nécessairement suivre celui-ci; je m'en occupe activement.

Strasbourg, le 15 mars 1843.

Strasbourg, le 20 novembre 1842.

# RAPPORT

# SUR L'HYDROTHÉRAPIE.

Monsieur le Maréchal,

Quelques jours se sont écoulés depuis que je suis de retour de mon voyage en Allemagne : je voulais, en arrivant, vous remercier sur-le-champ de m'avoir autorisé à visiter ce pays dans un intérêt scientifique, et d'avoir ajouté à cet acte de bienveillance une recommandation près des ambassadeurs et agents diplomatiques représentant la France à l'étranger ; j'ai été entravé dans l'accomplissement de cette pensée de reconnaissance par les soins incessants donnés à des hommes extrêmement malades que j'ai trouvés en reprenant mon service, et par la nécessité de coordonner les matériaux de ce rapport.

Les faits nombreux que j'ai recueillis me paraissent très-importants, aussi je n'hésite pas à appeler, dès à présent, l'attention de votre Excellence sur les résultats qu'ils doivent avoir sous le double rapport de l'humanité et de la science.

Je reconnais cependant que la nature de ce travail ne me permettra pas de présenter, avec les détails nécessaires pour entraîner une conviction, les faits qui se rattachent à l'hydrothérapie; il faut, pour atteindre ce résultat, un ouvrage plus complet, plus scientifique. Je vais l'entreprendre et en poursuivre l'exécution avec ardeur; j'aurai l'honneur de vous le soumettre dès qu'il sera terminé. Aujourd'hui je n'ai d'autre but que d'exposer rapidement l'origine et la marche progressive de l'hydrothérapie, son action dans les maladies aiguës et chroniques, son influence sur la thérapeutique générale et sur les habitudes du pays où elle a pris naissance. Je suivrai dans cette narration l'itinéraire de mon voyage et le développement successif de mes pensées.

Je partis de Strasbourg le 20 septembre dernier ne possédant alors que des notions incomplètes sur l'hydrothérapie. Quelques guérisons de maladies chroniques graves contre lesquelles les moyens ordinaires de la médecine, administrés par moi-même ou par des médecins distingués de Paris, avaient complétement échoué, m'avaient porté à croire que cette forme de traitement ne doit pas être rejetée sans examen; mais mon esprit était dans cet état de doute qui dispose plutôt à l'incrédulité et à la répulsion qu'à l'entraînement. Cependant, bien décidé à rester dans les limites de l'impartialité et à ne pas dévier sous l'influence d'exagérations favorables ou hostiles, je mis dans mon plan de conduite l'obligation de consulter, dans les villes importantes que je visiterais, les hommes les plus distingués dans les sciences médicales, et, autant que possible, les sommités des diverses positions sociales. Ce soin me paraissait d'autant plus important qu'on ne peut, dans une course rapide, apprécier avec exactitude les influences réelles des idées et des institutions d'un pays : il n'y a évidemment que les hommes bien au fait de tout ce qui les entoure, qui soient aptes à fournir à l'observateur des renseignements sérieux et positifs.

Je traversai, sans m'y arrêter, le grand-duché de Bade, où il n'existe qu'un établissement hydrothérapique, petit et incomplet, placé au pied des montagnes de la Forêt-Noire. J'arrivai à Stuttgard le 22 septembre. Le royaume de Wurtemberg possède trois établissements. Le plus beau, fondé par des actionnaires, est situé près de la petite ville d'Esslingen, dans une contrée charmante et très-salubre. Les actionnaires paraissent très-satisfaits des résultats pécuniaires qu'ils ont obtenus, puisqu'ils se disposent à ajouter aux cent mille francs déjà dépensés, une somme encore plus forte pour des constructions nouvelles. Toutefois il faut reconnaître que la plupart des médecins de Stuttgard, qui, il est vrai, se sont peu occupés de l'hydrothérapie, n'ont pas conçu une opinion favorable de ce genre de traitement, et que, sous le rapport hygiénique, il n'a exercé qu'une influence très-faible sur les habitudes de la société.

Il n'en est plus de même dans la Bavière. Ce pays est le premier où on se soit sérieusement occupé de l'hydrothérapie : déjà en 1837 le roi, dont l'attention avait été éveillée sur ce genre de traitement, avait envoyé à Græfenberg les docteurs Hœrner et Schnizlein; depuis cette époque on a vu se former plusieurs établissements importants, à la tête desquels il faut citer celui d'Alexandersbad, dirigé par le docteur Fikenscher. Presque tous les médecins distingués de Munich, notamment le professeur Ringsess, pensent que le traitement hydriatique, convenablement appliqué, est une ressource puissante contre certaines maladies rebelles aux moyens habituels de la médecine.

Depuis que l'hydrothérapie a été accueillie dans la capitale de la Bavière, on a vu des modifications notables s'introduire dans les habitudes d'un grand nombre de personnes des classes les plus élevées. C'est à M. le comte de Rechberg, grand-maître de la cour du roi, qu'il faut rapporter la faveur dont jouit ce moyen hygiénique et médical. Ce personnage important, après avoir été malade pendant vingt ans et traité sans succès par les médecins les plus célèbres, a recouvré complétement sa santé à Græfenberg. Cet exemple, et plusieurs autres non moins remarquables, ont entraîné la cour et une partie des courtisans à renoncer à l'usage du vin, des boissons excitantes, et à se laver, chaque matin, tout le corps à l'eau froide. La reine et ses enfants ne reculent pas devant l'emploi de ces ablutions réfrigérantes.

A neuf lieues de Munich, dans la petite ville de Freysing, existe un petit hôpital militaire; il est dirigé par le docteur Gleich qui, plein de confiance en l'hydrothérapie, a cru devoir employer exclusivement ce traitement contre toutes les maladies externes et internes. Depuis le 16 avril 1839 jusqu'au 27 septembre 1842, le docteur Gleich a traité 723 malades et il n'en a perdu que sept. Ce résultat était trop remarquable pour ne pas attirer sérieusement mon attention; je retournai à Munich, où j'obtins bientôt la faveur d'être admis dans les bureaux du ministère de la guerre; j'y fus parfaitement accueilli par M. Handschuh, référendaire près du ministre en ce qui concerne le service de santé. Il mit à ma disposition des documents nombreux qui me prouvèrent qu'il existe, en Bavière, d'autres hôpitaux militaires où la mortalité est aussi faible qu'à Freysing. Il me fut donc impossible de rien conclure en ce qui concerne l'hydrothérapie, puisque les conditions hygiéniques dans lesquelles se trouvaient les hommes soumis à ces divers traitements me manquaient complétement.

Après avoir parcouru la Bavière, je pénétrai dans les États de l'empire d'Autriche : c'est là que l'hydrothérapie a pris naissance; elle est sortie d'un village presque inconnu de la Silésie pour venir exercer son influence sur la partie la plus notable de la population, où elle compte des prosélytes nombreux, enthousiastes, toujours prêts à la défendre et à la propager. M. Sina, l'un des premiers banquiers de Vienne, me disait un jour : l'engouement fut poussé si loin dans cette ville que plusieurs restaurateurs, voyant qu'ils ne vendaient plus de vin, se mirent à vendre de l'eau : ils allaient la puiser à Schœnbrunn, où se trouve une source excellente, très-appréciée des Viennois, qui n'ont à leur disposition qu'une eau de très-médiocre qualité.

L'usage des ablutions à l'eau froide s'est introduit dans les habitudes sociales, il a même pénétré jusqu'à la cour, d'après le dire de M. Gross, secrétaire particulier de l'impératrice mère. Ces habitudes nouvelles ont fait naître une industrie qui a pour but la fabrication de machines et d'appareils pour les bains et les douches. La maison Sartorius est la mieux fournie en ce genre d'objets.

Les médecins, entraînés en quelque sorte par l'opinion publique, se sont occupés plus ou moins de l'hydrothérapie, mais aucun d'eux ne l'a adoptée franchement : il faut peut-être excepter M. le baron de Turckheim, médecin et conseiller aulique, vieillard vénérable, jouissant d'une haute considération et de la confiance de l'empereur. C'est lui qui fut envoyé à Græfenberg, en 1837, pour examiner le mode de traitement qui y est employé. A son retour il fit un rapport favorable, qui a déterminé le gouvernement à autoriser Priessnitz, inventeur de l'hydrothérapie, à traiter des malades, quoiqu'il ne soit pas médecin. Le docteur Güntner, médecin ordinaire de l'empereur, m'a déclaré que l'hydrothérapie lui paraît favorable dans le traitement de certaines maladies, qu'il la recommande même dans quelques cas; toutefois il en a vu faire un usage abusif et dangereux, qui lui a prouvé que ce ne serait pas impunément qu'on abandonnerait ce moyen à des mains audacieuses et inhabiles.

Il existe six établissements hydrothérapiques dans les environs de la capitale de l'Autriche; mais il en est quatre qui méritent à peine ce nom. Les deux autres sont placés dans une vallée très-longue, très-étroite et dominée par des montagnes arides. Le premier établissement fait partie du village de Kaltenleutgeben, à deux lieues de Vienne; il n'est remarquable qu'en ce qu'il a été créé immédiatement après celui de Græfenberg. Le second se trouve à Laab; il est plus complet, mieux organisé que celui de Kaltenleutgeben, dont il n'est éloigné que d'une lieue.

Il n'y a, dans toute l'Autriche, qu'un seul hôpital où les soldats malades soient traités par les moyens hydrothérapiques, c'est à Mühlau, près d'Inspruck, dans le Tyrol. Le docteur Fritz, médecin de régiment, a fondé un établissement dans lequel il admet, outre les militaires qui le désirent, toutes les personnes qui se présentent, pourvu qu'elles portent des maladies qui puissent être efficacement combattues par l'hydrothérapie. Quand les soldats sont atteints d'affections qui s'opposent à l'emploi de l'eau fraîche, ils sont placés dans un autre local, qui est véritablement l'hôpital militaire.

Je ne parlerai pas de trois établissements hydrothérapiques qui existent en Hongrie, dans les environs de Pesth, ni de ceux de la Moravie, de l'Illyrie et de la Carinthie : ils sont peu importants et la direction en est confiée à des hommes qui n'ont pas une grande valeur scientifique. Je me hâte d'atteindre Græfenberg, qui est encore à cent lieues au nord de Vienne. Je traversai rapidement les champs de bataille où nos armées acquirent une gloire impérissable; je ne m'arrêtai qu'un instant à Wagram, où se trouve aujourd'hui un débarcadère du grand chemin de fer qui parcourt toute la Moravie; je passai une demi-journée et une nuit à Olmütz, dont le nom est tristement lié au souvenir de la dure captivité du général Lafayette; enfin le surlendemain du jour où j'avais quitté cette ville, et après avoir heureusement supporté la fatigue de chemins détestables, j'arrivai à Græfenberg.

Ce hameau serait sans doute complétement ignoré, si un homme, un simple cultivateur, ne l'avait rendu fameux par les cures nombreuses qu'il y a opérées. Græfenberg compte au plus trente maisons jetées çà et là sur le flanc oriental d'une montagne qui s'élève au-dessus d'une petite ville de la Silésie autrichienne, nommée Freywaldau. Cette petite ville a trois mille habitants; ses maisons étaient en partie désertes avant que les malades n'y vinssent pour se faire traiter de maladies anciennes, graves et souvent considérées comme incurables. Le pays est salubre; l'air y est vif et pur, l'eau excellente. C'est au milieu de ces conditions favorables que Priessnitz s'est placé pour obtenir les succès qui l'ont rendu célèbre.

Je ne dirai que quelques mots bien courts sur l'origine et le développement de l'établissement hydrothérapique de Græfenberg. Dans les montagnes à demi sauvages de la Silésie, où la médecine des écoles est à peine connue de nom, les habitants se bornent encore, lorsqu'ils veulent calmer les maux qui les atteignent, à avoir recours aux moyens que leur offre la nature; l'eau y joue nécessairement le rôle le plus important; les sueurs provoquées viennent ensuite, elles sont regardées comme très-efficaces pour combattre une foule d'affections. C'est la médecine instinctive telle qu'elle existait aux premiers âges du monde. Priessnitz, plus intelligent, plus observateur que ses voisins, fit des remarques sur l'utilité de l'eau dans les maladies de l'homme et des animaux; mais il n'avait fait encore aucune application de ses connaissances, lorsqu'une chute malheureuse lui cassa deux côtes. L'accident était très-grave; les chirurgiens du pays furent d'avis que le malade serait estropié pour toute la vie. Priessnitz voulut appeler de leur jugement, et il se décida à se traiter lui-même: il réussit parfaitement. Cette cure fit grand bruit, et la renommée, grandissant encore le mérite du succès, conduisit vers lui quelques malades souffrants depuis longues années: leur guérison fit de nouveaux prosélytes. La réputation de Priessnitz franchit bientôt les monts neigeux de la Silésie, et on vit, en 1829, quarante-cinq malades étrangers au pays, accourir pour demander les conseils et les soins de ce médecin improvisé: en 1832 il en vint 118; enfin les progrès ascensionnels furent si rapides, qu'en 1836 les malades étaient au nombre de 469, et en 1840 de 1576:

cette année il n'en était encore venu que 1116; mais ce nombre a dû s'accroître depuis mon départ.

Aujourd'hui Græfenberg est devenu l'hôpital des incurables du monde entier : j'y ai vu des malades venus de Saint-Pétersbourg, de Moscou et de Paris, de Londres et de Philadelphie, d'Astracan et de Constantinople; Vienne, Berlin, Varsovie, toute l'Allemagne, la Hongrie, l'Italie, fournissent aussi leur contingent.

Il n'en est point de Græfenberg comme des eaux minérales en réputation de la France et de l'Allemagne, où on se rend très-souvent par ton, par entraînement, ou pour y chercher la distraction : à Græfenberg tout est sérieux; la vie y est rude et les plaisirs très-rares. On ne se décide à ce voyage qu'après avoir épuisé toutes les ressources ordinaires de la médecine; car dans ce pays, étranger à la civilisation des villes, le confortable y est inconnu et le nécessaire très-difficile à se procurer. Malgré ces inconvénients, Græfenberg reçoit une foule de personnages de la plus haute distinction : cette année y a vu le prince de Nassau, le prince de Lichtenstein, la tante du roi de Prusse, la princesse Sapieha, la princesse Gortschakoff, le fils du duc de Sussex, oncle de la reine d'Angleterre, des magnats de la Hongrie, des grands de la Valachie, puis une foule de baronnes, de comtesses de tout âge et de tout pays.

C'est un spectacle étonnant à voir tous ces personnages, habitués au commandement, obéir avec un scrupule religieux aux moindres recommandations d'un paysan illettré, car Priessnitz sait à peine lire et écrire. Mais si Priessnitz a été privé des avantages d'une instruction distinguée, il a reçu du ciel une sagacité rare, une volonté ferme et un jugement qui se révèle dans toutes ses actions. Il faut ajouter que les succès éclatants obtenus depuis douze ans et les accidents survenus par suite d'infractions au traitement prescrit, donnent à la parole de cet homme une autorité que n'a jamais acquise le médecin le plus célèbre et le plus haut placé.

Priessnitz, malgré la fortune énorme qu'il a amassée en très-peu d'années, conserve ses habitudes de simplicité et de frugalité. Il a sept filles; il les élève avec soin et les tient à quelques lieues de Græfenberg, sous la surveillance de maîtresses instruites, dans une propriété considérable qu'il a récemment achetée avec la jouissance des droits seigneuriaux qui s'y trouvent attachés. Priessnitz parle peu; il donne rarement les motifs de ses prescriptions; près d'un malade il sait ce qu'il faut faire, mais les raisons scientifiques lui manquent pour justifier ses actes. Il ne prend aucune note des maladies qu'il observe, ni des moyens qui lui ont particulièrement réussi; il se confie complétement à sa mémoire; il paraît qu'elle est excellente, car on assure que, si cinq cents malades sont réunis en même temps, il se rappelle exactement ce qu'il a prescrit à chacun d'eux. Si Priessnitz mourait, il ne resterait de lui que son nom et le souvenir des cures remarquables qu'il a opérées.

Ce n'est pas sans avoir éprouvé toutes les tracasseries qui s'attachent constamment aux idées nouvelles ou aux hommes qui sortent des voies battues, que Priessnitz est parvenu à faire taire l'envie et la calomnie. Comme on ne pouvait pas croire à la guérison de maladies jugées incurables par les médecins les plus distingués, on a supposé que l'eau employée dans le traitement recélait des médicaments; que les éponges dont Priessnitz se servait au commencement de sa pratique, contenaient des agents actifs qui expliqueraient un jour les faits et démontreraient la fourberie. L'eau a été analysée, les éponges ont été soumises aux mêmes épreuves, et après de longues recherches, il a fallu reconnaître que l'eau pure, administrée à des températures différentes et sous des formes très-variées, était bien le seul agent auquel Priessnitz eût recours. Aujourd'hui le doute a fait place à la confiance, et le gouvernement vient d'accorder à Priessnitz l'autorisation de traiter, sans contrôle, les malades qui se présentent; il y a plus, et ceci est un hommage rendu à sa probité, depuis un an il suffit, lorsqu'un officier autrichien doit prolonger son séjour à Græfenberg au delà de six mois, que Priessnitz en fasse la déclaration, pour que le congé soit accordé immédiatement.

Les formes du traitement hydrothérapique varient singulièrement; l'eau pure en fait constamment la base, mais les applications en sont nuancées de tant de manières diverses que, dans une réunion de plusieurs centaines de malades, il n'en est pas deux qui fassent exactement la même chose.

Les formes les plus ordinaires sont les demi-bains, les bains de siége, les bains de pieds, dont il y a trois espèces; les bains de la partie postérieure ou latérale de la tête, les lavements, les douches, dont la force et les dispositions se modifient, selon les exigences, depuis la douche en poussière aqueuse jusqu'aux jets de la grosseur de deux et de trois doigts; puis vient la ceinture mouillée appelée, en allemand, *Umschlag*, le drap mouillé servant à envelopper le malade; enfin les frictions avec un autre drap mouillé, ce qu'on nomme *Abreibung*.

La température de l'eau varie depuis cinq ou six degrés Réaumur, jusqu'à quinze et quelquefois vingt; ce dernier chiffre est très-rarement atteint; ce n'est que dans les cas exceptionnels où le malade se trouve extrêmement faible et impressionnable.

L'eau est aussi administrée à l'intérieur; les malades en boivent de douze à trente verres par jour; Priessnitz s'élève contre les exagérations qui entraînent quelques personnes à en boire quarante et cinquante verres. A ces moyens il faut ajouter la sobriété, l'exercice en plein air et la provocation de la sueur dans un certain nombre de maladies.

Il n'est pas facile de donner une idée générale du traitement hydriatique; car tout est variable suivant la nature de la maladie, l'âge du sujet, sa constitution, son irritabilité et les maladies antérieures qu'il a éprouvées. Malgré son apparente simplicité, jamais moyen thérapeutique ne fut d'une application plus difficile pour être juste, et n'a demandé un tact médical plus exercé. Il ne faut donc pas s'étonner si des fautes ont été commises. Cependant, pour arriver à une description, j'admets que le malade est fort, qu'il n'a que cinquante ans, et qu'il est atteint d'un rhumatisme chronique qui s'est emparé de l'épaule et du bras gauche.

A quatre heures du matin en été, à cinq heures en hiver, le malade est réveillé par le garçon de bain qui, après l'avoir fait sortir du lit, l'y replace pour l'envelopper, comme un enfant au maillot, dans deux ou trois couvertures de laine, sur lesquelles il jette souvent encore un plumon. Le malade, ainsi enveloppé, reste immobile sur son lit: après un temps qui varie depuis une demi-heure jusqu'à une heure et plus, la sueur commence à paraître; elle se manifeste d'abord sur la poitrine et l'abdomen, puis elle s'empare successivement de tout le corps. Le domestique ouvre alors les fenêtres de la chambre, et il présente au malade, de quart d'heure en quart d'heure, un verre d'eau fraîche. La sueur devient de plus en plus abondante; elle est quelquefois si considérable, qu'elle pénètre les couvertures, le matelas et la paillasse. Le temps fixé pour la durée de la sueur étant écoulé, le domestique dégage les jambes enveloppées dans les couvertures; il met aux pieds des sandales en jonc et il aide le malade à descendre au bain. C'est une grande cuve d'un mètre trente centimètres de profondeur et de largeur, ayant deux mètres de longueur; l'eau de source y coule sans cesse. Le malade se dépouille tout à coup des couvertures et il se précipite immédiatement dans l'eau froide, où il reste une ou deux minutes. Lorsqu'il en sort, la peau est très-rouge; il éprouve un bien-être inconnu jusqu'alors, et l'eau qui se vaporise forme un nuage qui environne le corps. Le malade s'essuie, s'habille aussitôt et va se promener à grands pas sur la montagne. Toutes ces opérations conduisent à sept heures du matin; la promenade dure une heure; pendant ce temps le malade doit boire six ou huit verres d'une eau fraîche et pure qui s'échappe des fontaines et des sources nombreuses qu'il rencontre presque à chaque pas.

A huit heures le déjeuner est servi; il est de la plus grande simplicité : c'est un verre de lait froid et un morceau de pain bis; on peut recommencer si l'appétit le réclame, car il ne faut pas compter sur les accessoires. Après le déjeûner, promenade nouvelle; elle dure une heure. A onze heures le malade se déshabille complétement et on lui jette sur le corps un drap mouillé, mais bien tordu. Le domestique frotte avec force et rapidité la partie postérieure du corps pendant que le malade se frotte la partie antérieure; cette opération, appelée *Abreibung*, dure de cinq à dix minutes. Un drap sec essuie le corps, qui devient tout rouge. Le malade s'habille, puis il sort ou se donne du mouvement dans la chambre.

A une heure la cloche annonce le dîner. La salle à manger est immense; elle peut contenir cinq cents personnes. Ce n'est pas sans surprise qu'on voit tous ces malades venus des contrées les plus lointaines, parlant toutes les langues de l'Europe et, comme si c'était une convention entre les peuples, se servir du français pour se transmettre réciproquement leurs idées. La réunion est bruyante, car chacun s'exprime en toute liberté; la gaîté règne partout. Si un étranger était introduit tout à coup, sans être prévenu du spectacle qui l'attend, il croirait qu'on le trompe lorsqu'on viendrait à lui dire que ces femmes rieuses, que ces hommes jeunes et vieux sont atteints d'affections sérieuses et rebelles; mais il sera bientôt désillusionné, s'il interroge les malades en particulier : chacun lui exposera la longue série de ses maux, et, s'il est docteur, et tant soit peu chatouilleux sur l'honneur de son corps, il aura à souffrir; car ce n'est pas à Græfenberg qu'on chante les louanges de la faculté. Avec un peu de raison on accepte en riant ce petit inconvénient; en effet, les malades qui ne guérissent pas entre les mains des médecins auxquels ils se confient, ne ressemblent-ils pas beaucoup aux hommes qui perdent un procès?

Le repas est très-frugal : un plat de viande, des légumes, des fruits selon la saison, de l'eau en abondance, voilà tout le dîner. On varie les mets; quant au nombre, il n'augmente que dans de rares occasions. Les aliments sont apprêtés avec une simplicité rustique qui serait intolérable dans les conditions ordinaires de la vie; mais à Græfenberg la vigueur de l'appétit ne connaît pas d'obstacle, et ce qu'on y mange est effrayant. Priessnitz croit qu'il faut laisser aux malades toute liberté sous ce rapport; cela me paraît une erreur, et plusieurs faits, dont j'ai été témoin, me confirment dans cette pensée. Sans doute il ne faut pas imposer la diète à des hommes qui mènent une vie active, qui, chaque jour, éprouvent des pertes considérables par la sueur et le bain froid; mais il faut éviter aussi que le foie, l'estomac et tous les organes de la digestion ne soient fatigués par le travail excessif qu'un appétit glouton leur impose.

Le dîner est servi avec une lenteur germanique désespérante; il ne dure pas moins d'une heure et demie. Lorsqu'il est terminé, le malade se promène de nouveau, sans être jamais arrêté par le mauvais temps. Entre trois et quatre heures il se rend à la douche. C'est ici qu'il faut reconnaître que Priessnitz n'a rien fait pour séduire l'imagination.

Les douches, au nombre de cinq, sont au milieu d'un bois de sapins planté sur la montagne au-dessus et à une demi-lieue de Græfenberg. Ce sont des baraques en planches, formant une espèce de chambre fermée, dans laquelle on se déshabille. Dans une pièce attenante tombe un filet d'eau du diamètre de deux à trois doigts, amené par un conduit en bois, alimenté par l'un des petits ruisseaux qui rampent sur le flanc de la montagne. L'une de ces baraques, celle exclusivement destinée aux dames, est ouverte par le haut; c'est là, quelque temps qu'il fasse, été comme hiver, que les femmes les plus délicates s'exposent, le corps complétement nu, à l'action de la douche. La première sensation est pénible, mais bientôt la percussion produite par l'eau et la réaction de l'organisme contre le froid rougissent la peau, rétablissent l'équilibre et font éprouver à beaucoup de personnes une sensation si agréable qu'on est obligé de prendre des précautions pour qu'elles ne dépassent pas le temps prescrit qui, ordinairement, est de quatre à cinq minutes. Après la douche, et lorsque le corps est essuyé, le malade s'habille, remet la ceinture abdominale et retourne à grands pas dans son appartement. Il jouira de sa liberté jusqu'à sept heures et demie : à ce moment la cloche sonne pour l'appeler au souper. Ce repas est la répétition exacte du déjeuner, un ou deux verres de lait froid et un morceau de pain bis en font tous les frais. Tel est le régime auquel sont soumis les hommes habitués au luxe de la civilisation : on rencontre bien, par intervalle, des caractères difficiles qui prétendent échapper à la règle commune, mais ils sont bientôt dominés par l'exemple de tout ce qui les entoure, et ils reviennent d'eux-mêmes lorsqu'ils ont compris que la plupart des maux qui affligent l'homme est la conséquence, et en quelque sorte la punition, de l'abandon de la sobriété et du travail.

La journée du lendemain ramène les obligations et les fatigues de la veille : on roule ainsi dans un cercle d'occupations qui absorbent si bien les instants que les malades, sans cesse réclamés par les soins à donner à leur personne, n'ont pas le temps de se laisser aller à l'ennui.

Le traitement qui vient d'être rapidement décrit pour un cas supposé de rhumatisme chronique ne sera plus exactement le même si le malade souffre du foie, des intestins, de la tête; ou bien, dans le cas de syphilis invétérée, de scrophules, de dartres. Il variera à ce point que ni la sueur, ni les bains froids, ni les douches ne seront nécessaires; et comme tous les moyens doivent être appropriés à la nature du mal et à la force de l'individu, ils seront nuancés de manières si diverses que, sur plusieurs centaines d'individus en traitement, il n'y en aura pas deux qui feront exactement la même chose. Ce n'est pas ici le lieu de pénétrer dans tous ces détails, dont la connaissance cependant est indispensable à la pratique; ils seront développés dans un travail plus complet.

Les moyens hydrothérapiques ne sont pas seulement applicables aux maladies chroniques; ils triomphent aussi des maladies aiguës les plus graves, particulièrement de la fièvre typhoïde et des dysenteries rebelles. Les succès remarquables que nous venons d'obtenir à l'hôpital de Strasbourg, et que nous rapporterons plus bas, en sont une nouvelle preuve. Mais à Græfenberg, et dans tous les établissements de l'Allemagne, on n'y reçoit que les malades atteints d'affections chroniques.

La durée de ce traitement varie nécessairement selon l'ancienneté et la gravité de la maladie, selon la force du sujet, sa docilité et peut-être aussi selon la saison. Priessnitz pense, d'après son expérience, que l'hiver est le moment où s'opèrent les cures les plus remarquables. Quelquefois il suffit d'un ou plusieurs mois pour se débarrasser d'une affection qui date de quelques années; mais assez souvent il faut un temps plus long. J'ai vu à Græfenberg des personnes qui s'y trouvaient depuis un an, depuis deux et même trois ans : le prince de Lichtenstein ne l'a pas quitté depuis quatre ans; il est vrai que la reconnaissance l'y retient plus que la nécessité.

Il me serait difficile d'énumérer toutes les maladies contre lesquelles l'hydrothérapie peut être employée avantageusement, et celles qui ne doivent pas être soumises à ce traitement. Je dirai cependant que le succès est presque certain dans la goutte, le rhumatisme, toutes les affections abdominales, les scrophules, les syphilis invétérées, surtout celles qui ont été traitées par le mercure avec excès : qu'elle réussit moins sûrement lorsqu'elle doit combattre des affections cutanées, des maladies syphilitiques récentes, les paralysies et toutes les affections nerveuses qui tiennent à une lésion ancienne du cerveau ou de la moelle épinière; mais si le trouble nerveux a pris naissance sous l'influence d'un dérangement des organes digestifs ou génitaux, l'hydrothérapie réussit complétement; enfin, elle échoue contre les affections chroniques de la poitrine et plusieurs autres maladies organiques.

L'hydrothérapie n'est pas une panacée universelle, ainsi que l'ont prétendu quelques enthousiastes aveugles; ce n'est non plus un système médical nouveau, ce n'est qu'un agent thérapeutique puissant qui, manié par des hommes habiles, doit donner des résultats de la plus haute importance.

J'ai vu à Græfenberg un grand nombre de guérisons remarquables, et quelques-unes vraiment merveilleuses; je n'en rapporterai qu'un petit nombre d'exemples.

Le général K***, le compagnon d'armes de la plupart des généraux de l'empire français, était atteint d'une hépatite chronique qui datait du siége de Mantoue, où il se trouvait; son foie avait acquis un volûme considérable; il descendait au-dessous de l'ombilic et s'étendait fortement à gauche. Les digestions, profondément troublées, souvent impossibles, avaient réduit le corps à une maigreur squelettique; des ictères interminables teignaient la peau d'un jaune obscur. Le général avait consulté les médecins les plus célèbres de Paris, de Vienne, de l'Italie; il avait fait usage des remèdes les plus vantés et des eaux minérales les plus renommées; tout avait échoué. Enfin on lui dit que s'il se rendait en Asie, au Caucase, il y trouverait des eaux thermales dont l'efficacité est infaillible : malgré son âge avancé, il entreprit ce voyage difficile et il revint avec son mal. Retiré dans ses terres, près de Varsovie, il y attendait courageusement la mort, lorsqu'on vint lui parler de Priessnitz et des cures surprenantes qu'il avait faites; un reste d'espérance le décida à se rendre à Græfenberg. Aujourd'hui le général, âgé de soixante-dix ans, a retrouvé la santé et des forces; il monte à cheval, digère parfaitement et son foie est revenu au volume normal; je m'en suis assuré en palpant le corps à nu avec la plus grande attention.

Le docteur B**, célèbre par ses travaux sur la peste, comblé d'honneurs par presque tous les gouvernements de l'Europe, se mourait à Constantinople d'une hépatite chronique. Son foie, incroyablement volumineux, semblait avoir envahi toute la place de la rate; il descendait beaucoup au-dessous de l'ombilic, et le ventre avait le volume de celui d'une femme enceinte qui va accoucher. Après avoir inutilement fait usage de tout ce que la science de ses confrères et la sienne pouvaient lui indiquer, le docteur B** s'embarque et quitte Constantinople pour se rendre à Græfenberg, dont la renommée a porté le nom jusqu'à lui. En arrivant à Vienne, plusieurs médecins furent d'avis que le malade n'aurait pas la force d'atteindre le but de son voyage. Le docteur B** était cependant à Græfenberg depuis quatre mois, lorsque j'y arrivai. Je le trouvai très-souffrant; le foie avait encore un volume fort considérable; mais les fonctions digestives se faisaient avec facilité; les forces étaient revenues : le docteur B** nous en donna la preuve la veille de mon départ, en nous accompagnant dans une excursion que nous fîmes sur une montagne dont on ne peut atteindre le sommet qu'en marchant dans la neige pendant deux heures à peu près; au retour il n'était pas le plus fatigué de tous les voyageurs.

Le fils du prince S*** était un enfant faible et souffrant depuis les premiers jours de sa naissance, lorsque, à quatre ans, il fut atteint pour la première fois de vomissements violents, qui mirent sa vie en danger. Cet accident grave se renouvelait à peu près tous les six mois, et durait huit, dix ou quinze jours avec une ténacité désespérante. Cet enfant fut traité inutilement par les médecins les plus célèbres de Paris, de Berlin et de Prague; les parents, au désespoir, se décidèrent à le conduire à Græfenberg : il avait alors douze ans. L'accès de vomissement éclata le 2 novembre 1839, mais les moyens hydrothérapiques s'en rendirent bientôt maîtres. Depuis cette époque un traitement hygiénique a été continué, la santé s'est fortifiée, et les vomissements n'ont plus reparu. Ce qui n'est peut-être pas moins remarquable, c'est que ce jeune garçon, dont le père a les yeux tellement faibles qu'il ne peut pas lire le soir, était atteint de la même infirmité. Depuis le traitement la vue s'est fortifiée, et les yeux peuvent lire long-temps, le jour et la nuit, sans être fatigués.

Madame la comtesse P***, âgée de 55 ans, s'était toujours bien portée jusqu'à l'époque de la suppression des menstrues, qui eut lieu tout à coup à quarante-huit ans. Peu de temps après, des douleurs se firent sentir au doigt indicateur de chaque main; bientôt les autres doigts devinrent douloureux, et pendant sept ans les accidents s'aggravèrent constamment malgré tous les traitements mis en usage. Lorsque la malade se rendit à Græfenberg le 2 mai

1842, tous les doigts étaient roides, immobiles, ils paraissaient ankylosés; les pieds présentaient les mêmes accidents; la rétraction des tendons des muscles du bras empêchaient l'extension de l'avant-bras; les genoux étaient fléchis et ne pouvaient s'étendre; il y avait impossibilité de se servir des mains, soit pour manger, soit pour saisir un objet. Le corps était d'une grande maigreur; il y avait affaiblissement général, les digestions étaient difficiles et le dévoiement presque continuel.

Le traitement hydriatique a ramené les forces et l'embonpoint; les fonctions digestives se font régulièrement; les phalanges fléchissent, excepté celle du doigt indicateur de la main droite, qui paraît décidément ankylosée. La malade mange seule, elle écrit, et dans sa satisfaction, voulant me montrer combien elle est heureuse d'avoir retrouvé l'usage de ses doigts, elle a touché le piano devant moi.

Je prends maintenant un exemple de blessure grave faite à un membre.

Lors de l'insurrection italienne qui eut lieu en 1831, le prince de L***, âgé à cette époque de 34 ans, fut blessé près de Rimini. Il reçut à la cuisse gauche une balle qui, à ce qu'il paraît, était armée d'un morceau de fer-blanc tranchant. Ce projectile fit une blessure effrayante : toutes les parties molles du côté externe du membre, à partir du tiers inférieur, étaient divisées jusqu'à l'os, qui resta intact.

La plaie fut pansée presque immédiatement par un chirurgien habile, qui s'assura qu'elle ne contenait aucun corps étranger. Deux mois après l'accident, la cicatrisation était complète, mais le membre restait gonflé et douloureux; la jambe et le pied devinrent volumineux, ils étaient insensibles et constamment froids. Les changements de temps déterminaient de vives douleurs, et provoquaient quelquefois le développement d'érysipèles étendus, très-graves et qui plusieurs fois menacèrent l'existence. Le prince gardait habituellement le lit; dans les moments heureux il pouvait, à l'aide de deux béquilles, faire quelques pas dans sa chambre.

Les médecins consultés, et il y en eut un grand nombre, employèrent une foule de moyens pour calmer les douleurs qui entraînaient des insomnies presque continuelles : ils envoyèrent le malade aux eaux thermales de Baden près Vienne, de Tœplitz, de Carlsbad et enfin à Abano dans la Lombardie autrichienne. Tout échoua. Le prince, voyant que les moyens habituels de la médecine étaient impuissants, eut recours au remède empirique d'un paysan de la Hongrie : il ne fut pas plus heureux. C'est alors qu'on lui proposa de lui couper la cuisse; mais il s'y refusa avec fermeté. Le bruit des guérisons de Priessnitz le décida à quitter Vienne, pour se rendre à Græfenberg; il y arriva au mois d'août 1838. Six semaines après, il avait retrouvé le sommeil; des crises violentes, mais très-salutaires, survinrent; enfin, après quatre années de persévérance, le prince a été débarrassé de toutes ses douleurs : il est fort, son teint est très-frais, il marche sans bâton et monte à cheval tous les jours.

L'accueil bienveillant que j'ai reçu à Græfenberg, m'a permis de recueillir l'histoire d'un grand nombre de faits non moins intéressants que les précédents : je les réserve, avec les détails complets, pour le travail ultérieur que je prépare.

Les succès obtenus par Priessnitz devaient nécessairement exciter la reconnaissance de ses clients : ils n'ont pas été ingrats; car, outre les honoraires, qui se sont élevés à des sommes considérables, évaluées, par des personnes bien informées, à plus d'un million, il a reçu, de personnages de la plus haute distinction, des cadeaux magnifiques, qui ornent son salon. Plusieurs malades ne se sont pas bornés à ces formes ordinaires de remercîments : ils ont voulu que des témoignages publics fissent connaître à leurs successeurs les bienfaits qu'ils ont retirés de leur séjour à Græfenberg, et dans ce but ils ont élevé des monuments qui attestent leur satisfaction et leur générosité. Ici, à mi-côte, sur la partie de la montagne qui fait face à Freywaldau, est un lion en fonte, de grandeur naturelle, supporté par un immense piédestal, également en fer, et sur lequel sont gravées en lettres d'or des inscriptions en l'honneur de Priessnitz. Plus loin est la route carrossable qui mène de Freywaldau à Græfenberg; elle a été faite aux frais du prince de Nassau. Vers le milieu de cette route s'élève une fontaine monumentale, formée par une pyramide en granit, au sommet de laquelle est une étoile en or, symbole de l'avenir de l'hydrothérapie; sur l'entablement qui est en marbre, se trouve, en français, une inscription en lettres d'or. C'est M. de Blaremberg, boyard de la Valachie, qui a voulu laisser ce souvenir de sa reconnaissance. Plus haut, sur la montagne et dans le bois, sont d'autres preuves données par des malades heureux d'être débarrassés de leurs maux. On a vu, sans aucun doute, des médecins célèbres recevoir, pendant leur vie, des distinctions honorables; mais je n'en connais pas à qui leurs malades aient élevé spontanément, et à leurs frais, des monuments coûteux. Certes, celui-là n'est pas un homme vulgaire qui, n'ayant pour appui ni l'éclat d'une position sociale élevée, ni la séduction d'un savoir brillant, parvient à obtenir les honneurs les plus recherchés.

A côté des succès éclatants que la vérité nous a imposé le devoir de proclamer, il faut aussi noter les insuccès et les revers : il y aurait lacune, si cette partie de notre travail était omise ou négligée. Priessnitz, n'étant pas médecin, ne peut pas toujours discerner avec exactitude, entre deux maladies ayant entre elles de l'analogie, quelle est celle qui peut guérir et celle qui résistera ou peut-être sera aggravée par le traitement hydriatique. C'est ainsi qu'il confond les battements de cœur nerveux avec les mouvements d'un cœur anévrismatique, que les urétrites simples ne sont pas différenciées de celles qui tiennent à un rétrécissement du canal de l'urètre, etc.; de là erreur, traitement nul ou résultat fâcheux. Mais l'expérience l'a rendu très-circonspect, et lorsqu'une personne se présente avec une maladie qui lui paraît en dehors des probabilités de guérison, il la repousse avec inflexibilité. Malgré cette prudence, Priessnitz éprouve aussi quelquefois des insuccès : ils tiennent, dans certains cas, à l'impatience des malades qui, fatigués des lenteurs du traitement, se retirent avant d'en avoir obtenu les bienfaits; d'autres fois ils sont la conséquence inévitable de l'épuisement de l'organisme. Mais ce sont là des exceptions rares, qui n'ébranlent en rien la confiance générale, raffermie chaque jour par des cures nouvelles.

Depuis 1829 jusqu'à ce moment, Priessnitz a perdu 12 malades : toutes les circonstances de la mort de ces personnes ne me sont pas connues; mais ce qui me frappe, c'est que la mortalité soit si faible parmi des individus atteints, presque tous, d'affections chroniques graves. Depuis l'origine de l'établissement, 8398 malades ont été traités à Græfenberg; en divisant ce nombre par douze, on trouve un mort sur 699 : on est loin d'être aussi heureux dans les conditions les plus favorables de la vie.

Après avoir recueilli tous les documents qui pouvaient m'éclairer sur les formes variées du traitement hydriatique, sur les cas où elles conviennent, et après avoir obtenu de Priessnitz tous les renseignements qu'il est en son pouvoir de donner, je quittai Græfenberg pour me rendre à Breslau.

Je fus reçu dans cette ville avec beaucoup d'empressement par les professeurs de l'université, au nombre desquels se trouvent plusieurs hommes éminents dans la science, notamment le célèbre anatomiste Otto. Ils m'apprirent que la pratique de presque tous les médecins de la ville avait été modifiée par les succès de l'hydrothérapie, et qu'aujourd'hui ils ne craignaient plus d'administrer l'eau pure dans le traitement de plusieurs maladies. M. le professeur Remer me dit qu'il avait fait disparaître, chez son fils âgé de cinq ans, des retours fréquents d'accès de croup, en lui lavant tout le corps à l'eau froide, chaque jour matin et soir.

Je quittai la capitale de la Silésie pour me rendre à Dresde. Depuis plusieurs années cette ville a accueilli favorablement l'hydrothérapie : on y a pris l'habitude de se laver tout le corps à l'eau froide, et, chaque matin, on voit un nombre assez considérable de personnes, plus ou moins souffrantes, se rendre, à un quart de lieue de la ville, au grand jardin du roi, pour y boire l'eau excellente qui jaillit d'une petite fontaine.

Depuis trois ans il s'est formé, dans la capitale de la Saxe, une société d'hydrophiles, dont le but est de propager l'emploi de l'eau comme moyen hygiénique et médical : déjà Berlin, Zittau et Cassel, capitale de la Hesse, comptent des associations du même genre; elles correspondent entre elles et s'encouragent réciproquement à la propagation de l'œuvre qu'elles ont entreprise. Ces sociétés ont beaucoup d'analogie avec les sociétés de tempérance d'Angleterre et d'Amérique, mais elles en diffèrent en ce qu'elles ne se bornent pas à demander l'abandon des liqueurs fortes; elles veulent encore que l'eau soit acceptée comme le seul liquide qui puisse conserver la santé et la rétablir lorsqu'elle est dérangée.

Les médecins distingués de Dresde, notamment le célèbre docteur Carus et le savant professeur Choulant, regardent l'hydrothérapie comme un agent puissant, appelé à rendre de grands services à la médecine, lorsque l'enthousiasme aura fait place au savoir éclairé par une longue expérience.

L'entraînement des esprits a gagné plusieurs princes des petits États de la Saxe : non contents d'adopter, pour eux et leur famille, l'hydrothérapie comme moyen hygiénique, ils ont voulu que leurs sujets pussent profiter des bienfaits qu'elle procure; c'est ainsi que le prince de Saxe-Gotha a donné son château d'Elgersburg pour y fonder un établissement hydrothérapique sous la direction du docteur Piutti. Le prince de Saxe-Meiningen a consacré au même usage son château de Liebenstein, et le prince souverain de Reuss vient de créer un établissement hydriatique, dont il a confié la direction au docteur Frœukel.

Leipzig et Berlin ont aussi leur établissement hydrothérapique; enfin, il en existe trois sur les bords du Rhin : mais entre tous il faut signaler celui de Marienberg, près Boppart, à trois lieues de Coblence. Cet établissement considérable appartient au docteur Schmitz, qui le dirige avec une rare intelligence. Il n'en est aucun qui puisse lui être comparé sous le rapport des soins que les malades y reçoivent, des agréments qu'ils y trouvent et de l'élégante propreté qui règne partout. Cet établissement, comme celui de Græfenberg, reçoit des malades de toutes les parties du monde; il en est venu, cette année, de Caracas, ville de l'Amérique du Sud. J'y ai trouvé le docteur Mayo, l'une des célébrités médicales de l'Angleterre. Le docteur Mayo est goutteux; depuis plusieurs années ses articulations ont été successivement envahies par la maladie et rendues enfin tout à fait immobiles. Lorsque le malade arriva à Marienberg, il ne pouvait fléchir aucun des doigts de la main; les avant-bras étaient à demi contractés; il en était de même des jambes; les tissus fibreux des vertèbres du cou furent atteints à leur tour et les mouvements de la tête devinrent impossibles; en un mot, le docteur Mayo ressemblait à cette statue égyptienne représentant Isis assise. Tous les remèdes connus avaient été employés sans succès; l'opium seul calmait un peu les douleurs; le malade prenait cent cinquante gouttes de laudanum par jour et il ne dormait pas, mais il en éprouvait une sorte d'engourdissement qui lui permettait de passer tranquillement la nuit. A mon arrivée à Marienberg le docteur Mayo s'y trouvait depuis quatre mois, et déjà un changement favorable s'était opéré dans sa situation : il ne prenait plus d'opium et il dormait; sa tête commençait à se mouvoir à droite et à gauche; il marchait, lentement il est vrai, mais sans appui; enfin il pouvait manger seul et écrire, et, pour me le prouver, il a bien voulu me tracer, de sa main, la longue histoire de toutes ses douleurs.

L'hydrothérapie a franchi depuis long-temps les frontières de l'Allemagne, et, à l'imitation de ce qui s'y passe, on a créé des établissements hydriatiques dans plusieurs pays étrangers : il en existe maintenant deux à Saint-Pétersbourg et un autre près de Riga; la Belgique en a quatre et l'Angleterre en compte trois, dont l'un, placé près de Londres, a été organisé sur une large échelle par de riches actionnaires.

L'hydrothérapie a donné naissance à une foule d'ouvrages écrits, en grande partie, par des personnes étrangères à la médecine ; ils sont presque tous empreints d'une exagération nuisible au succès de la cause qu'ils veulent défendre ; il en est peu qui aient abordé le côté scientifique du sujet, et ce point laisse encore beaucoup à désirer. J'ai recueilli avec soin la bibliographie de tous les travaux publiés en Allemagne et dans d'autres pays.

Deux journaux sont destinés à la propagation de la médecine hydriatique : l'un, publié périodiquement par le docteur Bürkner, paraît à Breslau depuis le 2 avril 1842. Le second est rédigé par le docteur Schmitz, de Marienberg; la publication, qui d'abord était périodique, a été remplacée, depuis cette année, par des livraisons irrégulières.

Enfin, un congrès composé de médecins et autres personnes vouées à la propagation de l'hydrothérapie, vient d'avoir lieu, le 14 de ce mois, à Alexandersbad, près Wunsiedel, en Bavière. Je ne connais pas encore les déterminations qui y ont été prises.

Quoique ce rapport soit déjà bien long, et cependant très-incomplet, je crois de mon devoir d'ajouter les résultats de l'application de l'hydrothérapie que j'ai faite à l'hôpital militaire de Strasbourg, immédiatement après mon retour d'Allemagne.

En reprenant mon service, le 9 novembre 1842, j'y trouvai deux hommes atteints de fièvre typhoïde au degré le plus violent; pour l'un d'eux la mort paraissait imminente : il était froid, sans pouls, et des vergetures bleuâtres et comme ecchymosées couvraient tout le corps. Il se nommait B***, soldat au 10.e régiment d'artillerie; il était entré à l'hôpital, le 18 octobre 1842, pour une entorse grave à l'articulation du pied gauche.

Le second, nommé G***, soldat au 69.e régiment de ligne, avait été envoyé à l'hôpital, le 3 octobre 1842, pour un rhumatisme aigu qui avait envahi successivement toutes les articulations des membres supérieurs et inférieurs. Il était convalescent lorsqu'il fut pris d'une diarrhée qu'il cacha; mais le 4 novembre les accidents devinrent très-graves; le délire s'empara du malade et tous les signes de la fièvre typhoïde éclatèrent avec force. Lorsque je le vis, le délire persistait, le ventre était très-ballonné, les selles involontaires, et le pouls avait une telle fréquence qu'il ressemblait à une corde frémissante dont il est impossible de compter les vibrations.

La situation de ces deux hommes fut constatée par l'un des professeurs de l'hôpital et par MM. les aides-majors; elle parut tellement grave qu'il n'y avait pas de probabilité de leur conserver l'existence en employant les moyens ordinaires de la médecine. Malgré cet état désespéré, je ne reculai pas devant la pensée d'employer immédiatement l'hydrothérapie; je ne me dissimulai point les inconvénients d'un insuccès au début de l'emploi d'un moyen curatif nouveau pour la France, mais des considérations aussi étroites ne pouvaient pas l'emporter sur un devoir de conscience; je me mis à l'œuvre.

B***, dont l'existence ne se révélait que par un bruissement à la région du cœur, ressemblait si complétement à un cadavre, que plusieurs élèves crurent qu'il était réellement mort. Cependant deux heures après le commencement du traitement, tout le tronc était réchauffé; l'après-midi les cuisses et les bras l'étaient aussi, le pouls reparut au poignet, ce qui fut encore constaté par de nombreux témoins. Malgré nos soins, les mains, les jambes et les pieds restèrent froids comme la glace; la bouche était opiniâtrément fermée et le malade repoussait avec une sorte d'horreur la boisson qu'on voulait y introduire. Cet état se maintint pendant deux jours, mais le pouls faiblit et disparut enfin de nouveau, le malade succomba. L'autopsie nous présenta des désordres organiques qui nous démontrèrent l'impuissance de toutes les ressources dont l'homme dispose.

G*** fut plus heureux; les accidents typhoïdes cédèrent avec une rapidité presque incroyable; à la fin du cinquième jour de son traitement il était en convalescence, et ce jour il mangea de la panade et un œuf frais avec du pain. Ce succès fut si éclatant qu'il surprit tous les élèves et la plupart des professeurs.

Le 10 novembre, après midi, entrait à l'hôpital le soldat D***, du 75.e régiment de ligne; il avait une angine pharyngienne qui empêchait la déglutition des liquides et occasionnait la fièvre. Le traitement fut immédiatement employé; le lendemain matin le malade n'avait plus de fièvre, il avalait avec facilité, ce qui fut constaté par l'un des professeurs de l'établissement. Ce malade est sorti de l'hôpital le 17 novembre.

P***, Jean, âgé de 21 ans, soldat au 9.e régiment d'artillerie, fut envoyé à l'hôpital le 11 novembre pour une angine tonsillaire considérable du côté gauche; la fièvre était forte, la déglutition impossible et la parole très-gênée : les parties malades étaient si gonflées que je crus un instant à l'existence d'un abcès.

Le lendemain du traitement la fièvre avait disparu, l'amygdale était réduite au quart de son volume; le malade parlait et buvait avec facilité; il avala son gobelet de tisane d'un seul trait. Il sortit de l'hôpital peu de jours après.

J***, Simon, âgé de 25 ans, soldat au 69.e de ligne, avait été envoyé à la salle des vénériens le 18 septembre 1842; il y contracta une diarrhée, qu'il cacha, afin de n'être pas mis à la diète. Comme il s'affaiblissait considérablement à l'hôpital et que le médecin traitant pensait que l'air qu'on y respire lui était défavorable, il le fit sortir pour le renvoyer au quartier. Cet homme, dont la constitution est d'ailleurs très-mauvaise, profita de sa liberté pour prendre du vin; il en acheta deux litres, qu'il fit chauffer et qu'il but en deux jours; il espérait se débarrasser ainsi du mal qui l'épuisait. L'effet contraire eut lieu, et J*** fut renvoyé à l'hôpital huit jours après en être sorti; il fut mis dans mon service pour une éruption papuleuse qu'il porte sur le dos et les épaules. Le 11 novembre, jour de son entrée à l'hôpital, J*** était dans l'état suivant : face blême, membres très-amaigris, peau sèche, farineuse, semblable à un vieux parchemin; soif vive, qu'il peut à peine satisfaire, car, chaque fois qu'il boit, il éprouve des coliques et le besoin d'aller à la garderobe; selles involontaires excessivement fétides; ses membres inférieurs sont couverts d'excréments qui ont glissé jusque dans ses souliers. — Huit jours de traitement ont fait disparaître la diarrhée, et permettent à cet homme de manger, matin et soir, le riz au lait, le quart de pain et une omelette.

A***, Joseph, âgé de 25 ans, est un soldat infirmier, qui contracta la diarrhée en donnant des soins à J***, dont les excréments avaient une fétidité pestilentielle. Le mardi 15 novembre, il éprouva une soif vive, de la fièvre, le ventre était dur et les coliques très-aiguës; il alla quatre fois à la selle dans la nuit : le mercredi et le jeudi les symptômes s'aggravèrent; la tête était douloureuse, la soif très-vive, envies de vomir, les coliques se répétèrent fréquemment, et le malade alla à la selle plus de quarante fois en deux jours. Le vendredi, 17 novembre, le malade fut soumis au traitement hydriatique; le soir même la soif et les coliques avaient disparu; le lendemain matin il n'y avait plus de fièvre, plus d'envie de vomir, le malade n'avait eu qu'une selle dans la nuit. Le 19 il était convalescent, et il mangeait le riz au lait matin et soir.

M. D***, chirurgien sous-aide, portait depuis deux jours une fluxion à la joue gauche; elle était extrêmement douloureuse et lui avait enlevé le sommeil pendant toute la nuit; des excoriations formées au palais rendaient aussi cette partie très-sensible. Le mal continua pendant toute la journée du 18 novembre : craignant le retour d'une nuit sans sommeil, il me consulta sur l'emploi des moyens hydrothérapiques; ils furent appliqués à cinq heures et demie du soir; une demi-heure après les douleurs commencèrent à faiblir; la nuit fut excellente, le sommeil complet, et le lendemain matin les excoriations de la bouche étaient guéries; la fluxion avait presque totalement disparu.

Si je résume par la pensée les faits que j'ai recueillis et ceux que ma courte expérience m'a fournis, je suis amené à conclure :

1.° Que l'hydrothérapie ne peut pas être présentée, ainsi que l'ont prétendu quelques enthousiastes, comme un remède universel; qu'il y a des maladies où elle est inutile et même nuisible;

2.° Que l'hydrothérapie exerce sur l'hygiène publique en Allemagne une influence incontestable;

3.° Que les guérisons nombreuses et durables opérées sur une foule d'hommes intelligents et impartiaux, recommandent sérieusement ce moyen à l'attention publique;

4.° Qu'il est désirable, dans l'intérêt de l'humanité et du progrès des sciences médicales, que la démonstration publique des formes et des ressources de l'hydrothérapie puisse être faite à Paris, en présence de médecins habiles.

www.ingramcontent.com/pod-product-compliance
Ingram Content Group UK Ltd.
Pitfield, Milton Keynes, MK11 3LW, UK
UKHW021518260726
13993UKWH00004B/1752

9 782329 151960